Td $\frac{115}{19}$

MÉMOIRE

QUI A REMPORTÉ LE PRIX,

AU JUGEMENT

DE LA FACULTÉ DE MÉDECINE

DE PARIS,

Le 29 Décembre 1785,

SUR LA QUESTION PROPOSÉE EN CES TERMES :

Décrire l'Ictère des Nouveaux-nés , et distinguer les circonstances où cet Ictère exige les secours de l'art , et celles où il faut tout attendre de la nature.

PAR M. BAUMES,

Docteur en Médecine de la Faculté de Montpellier ; Agrégé au Collége des Médecins de Nismes ; Médecin de l'Hospice de Charité de la même Ville ; Associé Regnicole de la Société Royale de Médecine de Paris ; Associé National du Cercle des Philadelphes du Cap - Français ; Correspondant de l'Académie Royale des Sciences , Belles-Lettres et Arts de Dijon, et de la Société Royale des Sciences de Montpellier.

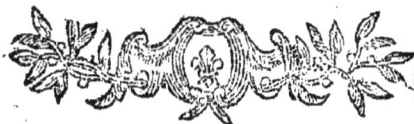

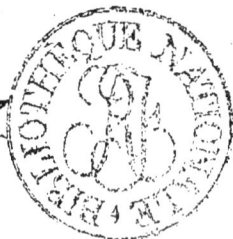

A NISMES,

Chez CASTOR BELLE, Imprimeur-Libraire, rue des Fourbisseurs.

M. DCC. LXXXVIII.

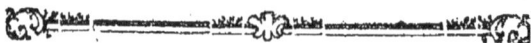

Calamum pro virili assumo , et saluti tenerri-
morum , quantum in me est , verè inservire studeo.

HARRIS, *de morbis acutis infantum , pag.* 2.

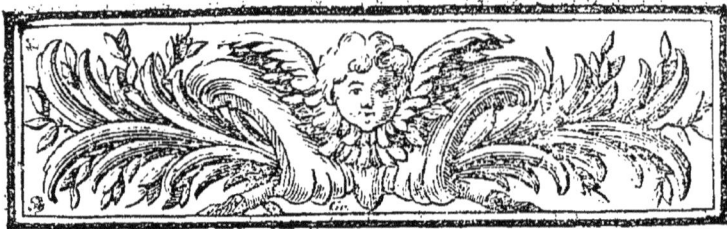

MÉMOIRE

SUR

L'ICTÈRE DES NOUVEAUX-NÉS.

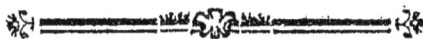

QUOIQUE l'Ictère des Nouveaux-nés soit un sujet simple, et qui se présente souvent dans l'exercice de la Médecine, les Praticiens sont généralement d'accord que cette matière, vraiment importante, a été presque oubliée par les Auteurs. Pour remplir ce vide, la Faculté de Médecine de Paris, attentive à diriger l'émulation des Observateurs vers les points de l'art de guérir, qu'on n'a pas encore suffisamment discutés, a demandé, par son programme du 29 décembre 1785, une description claire de l'Ictère des Nouveaux-nés, et une distinction entre les circonstances où ce phénomène exige les secours de l'art, et celles où il faut tout attendre de la nature. C'est après avoir détaillé un certain nom-

bre de faits propres à éclaircir la question, que
je tâcherai de la résoudre. Puissent-ils porter une
lumière vive sur l'objet de ce travail, et répon-
dre ainsi aux vues salutaires d'une Compagnie,
que l'amour pour le progrès des sciences a toujours inspirée !

PREMIÈRE OBSERVATION.

MA fille JUSTINE vint au monde avec la complexion, la force et le développement d'un enfant
de naissance, quoique, pendant le cours de sa
grossesse, sa mère eût essuyé une légère jaunisse, dont la crise fut une diarrhée bilieuse,
qui, après avoir dégénéré en flux dyssentérique,
ne laissa cependant aucune suite fâcheuse. JUSTINE
ne présenta d'abord aucun symptôme de maladie.
Elle fut lavée avec une eau de savon tiède, et
pliée dans ses langes sans maillot. On lui donna,
dans la journée, plusieurs cuillerées de petit-lait
miellé, en attendant qu'elle pût être mise au sein
de sa mère. Douze heures après la naissance, ma
fille fut lavée pour la seconde fois avec la même
eau ; elle avoit évacué beaucoup de méconium
et uriné abondamment. Le lendemain, on s'apperçut, avant le lavage, que toute la peau étoit
jaune. Averti de ce phénomène, j'examinai avec
attention tout ce qui pouvoit m'éclairer sur sa
cause. La couleur de la peau paroissoit prendre
de plus en plus de l'intensité ; les urines teignoient

les langes en jaune ; le méconium se vidoit sans
retard ; l'enfant étoit tranquille , et tiroit le premier lait de sa mère ; son ventre étoit souple ,
et l'on n'appercevoit pas la moindre rénitence
dans la région hypocondriaque droite. Je ne fis
aucun remède , parce qu'il n'y avoit aucune indication d'agir ; la peau resta jaune pendant trois
jours ; on continua les lavages tièdes , et l'on joignit seulement les frictions sèches , qu'on fit avec
un morceau de flanelle par intervalles dans la
journée. Peu à peu cette couleur s'éclaircit , et
la peau devint blanche et naturelle.

Un ictère survenu 24 heures après la naissance dans un enfant sain et bien constitué , dont
le méconium s'évacuoit sans peine , et dont la
peau avoit été nétoyée de cet enduit visqueux
qui s'y ramasse pendant le séjour dans la matrice ,
annonçoit indubitablement que ce phénomène
étoit absolument critique. La matière bilieuse re-
çue de la mère en une quantité très-dispropor-
tionnée avec la sécrétion qui s'en fait par le foie
d'un fœtus , s'accumula dans le sang , et sortit en
abondance par la peau , dès que les importan-
tes fonctions de cette partie eurent été décidées
par l'effet des lavages , et l'impression de l'air sur
le corps. L'humeur de la transpiration , et l'urine
nécessairement imprégnées des substances bilieuses , coopérèrent avec la sécrétion hépatique à
rétablir un juste équilibre entre la somme respec-

tive des liqueurs animales ; et la jaunisse qui fut l'effet de cette dépuration, étoit une crise salutaire à la fonction du foie, et non pas une dépravation de la couleur naturelle relative au mauvais état de ce viscère.

Cette explication dérive de tous les accidens détaillés dans l'observation rapportée. On voit que la guérison radicale de l'ictère s'effectua d'elle-même et promptement. A peine peut-on conjecturer qu'elle fût accélérée par le ton que les frictions sèches donnèrent à la peau, et par l'augmentation de la transpiration qui dut en être une suite.

Sans doute que les lavages faits avec l'eau de savon tiède décidèrent avec plus de célérité le transport de la matière bilieuse à la peau. On sait que rien ne facilite mieux le cours de la transpiration insensible que la propreté. La peau des enfans de naissance est enduite d'une crasse glutineuse que déposent sur cet organe les eaux de l'amnios ; ses pores sont bouchés par une mucosité qu'ont filtrée les cryptes cutanés, et qui n'a pu s'évacuer, tant que l'enfant séjournoit dans la matrice. Aussi je ne saurois trop recommander de laver les enfans de naissance, même à plusieurs reprises, et de les tenir le plus proprement qu'il est possible.

SECONDE OBSERVATION.

MADAME D....... venoit d'enfanter une fille bien constituée, après les souffrances d'une grossesse assez pénible. Je ferai observer que cette Dame, âgée de 23 ans, et mariée depuis quatre, avoit essuyé quelques chagrins, et étoit douée d'une mobilité dans le système des forces motrices, qui l'exposoit à de fréquens retours de quelques accidens spasmodiques. L'accouchement n'avoit pas été fort laborieux. La nouveau-née avoit les conditions d'un enfant à terme; et comme elle paroissoit en très-bonne santé, on ne fut pas peu surpris, peu après la ligature du cordon ombilical, dans le temps même que la Sage-femme arrangeoit les langes, de trouver que la peau, de rougeâtre qu'elle étoit d'abord, avoit pris tout à coup la couleur de feuille-morte. L'enfant ne témoignoit d'ailleurs aucune souffrance. Cependant on ne laissa pas de s'alarmer, et de demander avec empressement du secours. Pour découvrir quelle étoit la cause de cet ictère, je m'informai de la conduite qu'on avoit tenue envers cette enfant, et je n'y trouvai rien à redire; ce qui me fit penser que la révolution qui s'étoit opérée au moment où l'air avoit agi sur la peau et sur les poumons, jointe à la gêne instantanée de la circulation, après la ligature des vaisseaux ombilicaux, avoit déterminé une irritation sympatique du foie, ou une crispation des pores biliaires, d'où s'étoient ensuivis le refoulement de la bile et l'ictère. Cette cause du phénomène apparent n'étoit pas capable d'alarmer. Je conseillai néanmoins de hâter l'évacuation du méconium par des lavemens d'hydromel, de laver et de frictionner la peau, enfin de mettre au plutôt l'enfant au sein de sa mère, qui vouloit nourrir. Vingt-quatre heures après, la peau fut quasi dans son état naturel, et l'on cessa tous les moyens recommandés d'abord pour le traitement de cet ictère.

Ce qui doit empêcher d'attribuer la cause de la jaunisse dont fut attaqué l'enfant de cette seconde observation, à la même cause que j'ai désignée pour le sujet du premier exemple, c'est l'apparition subite du phénomène, et sa disparition presqu'aussi imprévue. Au lieu qu'en supposant que le nouvel ordre introduit dans le cours de la circulation, lorsque l'enfant respira, et que son cordon fut lié, décida dans le foie une irritation locale qui fit refluer la bile, on conçoit que l'ictère dut paroître presque tout-à-coup, et se dissiper de même, lorsque l'humeur bilieuse n'éprouva plus d'obstacle du côté de son issue naturelle. L'opinion de M. Levret sur ce point, est connue; cet Observateur pensoit que la jaunisse, si commune aux enfans de naissance, provenoit souvent de l'engorgement du foie à la suite de la ligature du cordon ombilical. En outre, si l'on fait réflexion que , dans les enfans qui viennent de naître , l'espace qu'il y a du sternum au bassin est environ le tiers de la longueur de tout leur corps , et que par la situation de la colonne épinière , qui est presque rectiligne , par la position du diaphragme qui est presque plane, par l'état des côtes qui sont plus renversées en dehors, par le peu de profondeur du bassin , la région moyenne du bas-ventre jouit seule de l'excès de capacité qu'on remarque dans l'abdomen des enfans de naissance ; si l'on considère que c'est par conséquent dans la région moyenne que se trouvent presqu'entassés tous les viscères du bas-ventre , et que de tous ces viscères , le foie est le plus important , parce que ce viscère est incomparablement plus gros dans l'enfant qui naît que dans l'adulte , ou du moins parce que le foie est presque du même poids dans l'enfance et l'âge adulte : on verra qu'aussitôt après la naissance , le foie doit être plus comprimé qu'aucune partie lors de l'agrandissement de la poitrine , et que les maladies dépendantes de ce viscère doivent être respectivement plus communes. On peut tirer une preuve sensible de l'influence prédominante du département du foie sur l'économie animale dans l'enfance, de la fréquence des éruptions cutanées à cet âge ; éruptions dont la source, le plus souvent méconnue , est pour l'ordinaire dans le foie.

TROISIÈME OBSERVATION.

LA femme MENTÈRE venoit d'accoucher d'un garçon très-vigoureux, après un travail long et pénible, uniquement causé par la grosseur du fœtus. L'état de cet enfant annonçoit la santé la plus parfaite ; cependant, au bout de 40 heures, il n'étoit encore sorti qu'une très-petite quantité de méconium, pour l'expulsion de laquelle l'enfant avoit fait des efforts considérables. Le cours des urines étoit libre, et toutes les fonctions paroissoient d'ailleurs s'exécuter au mieux. Le quatrième jour après la naissance, la masse du méconium évacuée étoit encore réduite à très-peu de chose : l'enfant avoit des angoisses ; il vomissoit facilement ; il tétoit peu, et la couleur de ses urines, celle de ses yeux et de sa peau, prenoient une teinte jaunâtre. L'ictère fut le symptôme qui fit le plus de progrès ; et pour combattre cette fâcheuse maladie, on se décida à faire venir un Chirurgien, qui n'ayant prononcé rien de satisfaisant sur ce cas, fut éconduit, et je fus appelé. Le méconium retenu, les symptômes qui en étoient la suite, et l'heureuse complexion du malade me firent augurer que cet excrément devoit pécher par un excès de ténacité, et que l'ictère étoit l'effet de l'amas de cette matière excrémentielle dans les intestins, sur-tout dans le duodenum. Je prescrivis des lavemens avec une eau de savon, et de prendre nuit et jour, par intervalles, une cuillerée d'une infusion aqueuse de rhubarbe, dans laquelle on avoit fondu de la manne. Le lait de la mère faisoit toute la nourriture. Ces moyens, aidés par des frictions douces sur tout le bas-ventre, entraînèrent insensiblement des grandes quantités d'un méconium très-poisseux et noirâtre, verd ou d'un jaune foncé : tous les accidens morbifiques cédèrent peu à peu ; et il ne fallut, pour emporter radicalement les restes ictériques, que donner, pendant quelques matins de suite, un peu de syrop de chicorée à la rhubarbe.

QUATRIÈME OBSERVATION.

L'ÉPOUSE de M. B. P. D. R. accoucha, au commencement de 1784, d'un premier fils, dont l'état foible, la petitesse et la maigreur n'annonçoient pas une suite de jours, que les secours de l'art ont pourtant conservés. Cet enfant, porté par une mère de 22 ans, sujette à des fleurs-blanches très-âcres et fort abondantes, et menacée à chaque mois d'avortement, qu'on n'avoit prévenu que par de copieuses et de fréquentes saignées, étoit né avec toutes les marques du plus grand dépérissement. Sa peau sèche, ridée, chagrinée, des membres grêles, un ventre déprimé, étoient réunis avec un aspect hideux. La couleur de la peau étoit d'un jaune verd foncé. L'enfant étoit venu à terme, après un travail de quinze jours, à dater du moment des premières souffrances, de l'évacuation des eaux et de la perte utérine. On lui présenta le sein, et il ne fit pas le moindre mouvement des lèvres pour le prendre ; à peine avoit-il la force d'avaler un mélange d'eau, de vin et de sucre qu'on lui donnoit par intervalles à petites cuillerées. Quarante-huit heures après la naissance, l'enfant n'avoit évacué encore qu'une très-petite quantité d'urine ; la couleur de la peau se rembrunissoit toujours davantage. Je proposai pour lors, 1°. d'oindre toute l'habitude du corps avec de l'huile d'amandes douces ; 2°. de donner par cuillerées du bouillon de viande ; 3°. d'administrer des lavemens faits avec une décoction de chiendent, un peu de savon et de bon vin rouge. Le premier lavement évacua un peu de méconium noirâtre et visqueux, et l'enfant parut avaler ce qu'on lui donnoit avec plus de facilité. Ce lavement fut répété le soir avec le même succès. Le lendemain il paroissoit y avoir moins de foiblesse. On donna dans la journée, par cuillerées, une mixture faite avec l'eau de fleurs d'orange, le syrop de chicorée composé, et l'huile d'amandes douces : l'effet en fut secondé par deux lavemens. Le petit malade alla mieux. Ce traitement fut continué pendant neuf jours, au bout desquels l'enfant prit le sein de sa mère. Alors on se contenta du lait pour toute nourriture, et l'on ne retint des remèdes prescrits, que les lavemens, dont on fit un usage journalier pendant quinze jours. C'est à l'aide des évacuations qu'ils procuroient, et au moyen de la force qu'ils donnoient aux intestins, que cet enfant digéroit et évacuoit les produits de la digestion, que sa peau se dépouilloit de cette couleur verdâtre, qui la déparoit; en un mot, qu'il prenoit par progression ce développement qui annonçoit la nutrition des parties. En effet, l'enfant se fortifia de plus en plus, et fut en état, au quatrième mois, d'être confié à une nourrice mercenaire. Il a fait ses dens sans orage; il a été sevré; il vit, et paroît aujourd'hui d'une assez bonne constitution.

Cette quatrième observation, ainsi que la précédente, fournissent des cas d'ictères produits par le méconium, cet excrément laiteux dans lequel la bile se trouve déjà comme dans la matière stercorale des adultes. Le méconium a été réputé comme la cause la plus commune des jaunisses qui attaquent les nouveaux-nés, et cette opinion me paroît fondée sur l'expérience. Mais cet excrément agit-il en qualité d'emplastique, c'est-à-dire, obstrue-t-il le canal excrétoire du foie, et s'oppose-t-il ainsi à la décharge de la bile dans le duodenum, ou lorsque le méconium n'est point évacué, et que l'action intestinale est déjà excitée, se fait-il une résorption de l'humeur la plus tenue, la plus fluide, la plus jaune de cet excrément ? Ces deux effets peuvent avoir lieu également ; du moins il me paroît que, dans l'observation troisième, l'ictère fut déterminé par le méconium, qui, péchant par trop de consistance, avoit englué le canal cholédoque, ou bien avoit bouché son issue dans le duodenum que cet excrément engouoit. Dans l'observation quatrième, au contraire, tout annonce qu'il y eut réellement absorption du méconium ; l'enfant ne rendit qu'une très-petite quantité de cet excrément, et le marasme dans lequel il naquit prouve bien clairement que le défaut de nutrition avoit donné lieu au repompement de la matière intestinale.

CINQUIÈME OBSERVATION.

MARIE BOTY accoucha, le 16 juillet 1778, d'un enfant sain et bien conformé. Il fut emmaillotté en la forme commune ; et une amie de l'Accouchée qui nourrissoit un enfant de quinze mois, donna le premier lait au nouveau-né, suivant un usage scrupuleusement observé dans la classe du peuple. Au bout de 24 heures, cet enfant n'avoit évacué qu'un peu de méconium ; il avoit abondamment uriné, et commençoit déjà à témoigner, par ses cris, les tourmens dont il étoit la proie. On lui donna de l'eau de fleurs d'orange

sucrée. Le second jour, les déjections ne furent
guère plus copieuses, et l'enfant souffrant davantage, on eut recours à l'huile d'amandes douces. Mêmes cris; aussi peu d'évacuations alvines;
moins de désirs pour téter. Le troisième jour,
rien n'étoit changé, et les accidens étoient plus
fâcheux. Le petit malade vomissoit du lait cail-
leboté, de petites concrétions caséeuses. Sa peau
et le blanc des yeux avoient pris une couleur
jaunâtre, les urines teignoient les langes de même
couleur. Je fus appelé; et dès que tout fut bien
examiné, je fis débander l'enfant, et le laissai
sans maillot. J'ordonnai ensuite des lavemens
d'eau tenant un peu de savon en dissolution, et
l'usage d'une mixture composée de deux onces
de syrop de fleurs de pêcher, de huit grains de
rhubarbe en poudre, et de quatre onces d'eau de
mauve. On devoit ajouter à ces médicamens des
fomentations émollientes sur le bas-ventre qui
étoit un peu bouffe, et le lait maternel pour toute
nourriture. Ces moyens continués pendant trois
jours, eurent un plein succès; le ventre s'ouvrit,
et il déposa successivement des matières poisseu-
ses noirâtres, du lait mal digéré, de petites masses laiteuses concrêtes, enfin de la bile fluide.
Le ventre s'assouplit, les cris furent appaisés, la
peau se nétoya, et huit jours après il ne restoit
plus le moindre indice de maladie.

Plusieurs erreurs diététiques faillirent coûter la

vie au sujet dont il est parlé dans cette observation. A peine eut-il vu le jour, qu'on s'empressa
à lui donner un lait de quinze mois, parce que
le préjugé, ce tyran de tous les états, veut que
le premier lait qui monte au sein de l'Accouchée
soit meurtrier pour le nourrisson. Ce lait, trop
riche en parties caséeuses, pesa sur un estomac
foible et délicat. Peut-être que, par son propre
poids, il se seroit précipité dans les entrailles,
pour être ensuite promptement évacué par les
selles, si le méconium dont les intestins étoient
remplis n'y avoit opposé un obstacle insur-
montable. Ce lait se borna donc à fatiguer des
organes délicats ; il causa une plénitude du duodenum ; il obstrua les couloirs ; il ferma les excrétoires par l'irritation qui en fut une conséquence. Aussi, non seulement la bile ne coula
pas dans les intestins, mais le foie étant engorgé
par une bile surabondante, et ce viscère étant de
plus pressé, d'un côté par l'estomac et les intestins distendus, de l'autre par la force compri-
mante du maillot, la bile fut obligée de refluer
et de sortir hors de ses voies. On ne pouvoit
remédier à ces désordres, ni par l'eau de fleurs
d'orange, dont l'action stomachique et cordiale
n'étoit point ici indiquée, ni par l'huile d'a-
mandes douces, dont la qualité relâchante et emplastique ne pouvoit convenir. L'eau de savon,
la mixture fortement purgative, les fomentations
émollientes,

émollientes, et sur-tout le lait séreux de la mère, devoient avoir un effet complet, parce qu'il s'agissoit d'inciser une matière excrémenteuse tenace, telle que l'est le méconium qui a long-temps séjourné, qu'il falloit attaquer des masses laiteuses coagulées, déblayer toute la fistule intestinale, et en réveiller l'action tonique affoiblie par la distension. Après cette opération, le lait maternel étoit lui seul le vrai préservatif et l'unique remède.

L'événement de cette observation cinquième, confirme quelques-uns des préceptes qu'on a donnés sur la conduite des nouveaux-nés. On y voit les dangers qu'il y a d'alimenter trop tôt l'enfant de naissance, et avant qu'il se soit délivré de la plus grande partie de son méconium : précepte qui regarde sur-tout les enfans-trouvés. On y voit les risques que l'on court à préférer au lait séreux et un peu âcre de la mère, le lait plus ou moins consistant d'une nourrice étrangère. On peut y voir encore les inconvéniens du maillot, parce que toute compression extérieure peut causer ou entretenir les lésions des organes, ou les dérangemens de leurs fonctions.

(✳)

SIXIÈME OBSERVATION.

MADAME de CH...... confia sa fille, qui venoit de voir le jour, à une Nourrice de 29 ans, robuste, et dont le lait avoit neuf mois. La nouveau-née avoit toute la vigueur d'un enfant de naissance. Son méconium s'évacua dans les trois premiers jours, à la faveur d'une eau sucrée dont on l'abreuva pendant 24 heures. Cependant, dès le cinquième jour, le ventre étoit fermé, et peu à peu la couleur jaune des yeux, de la transpiration, des urines et de la peau, déclara un ictère confirmé. La petite malade se dégoûta, éprouva des coliques, et son ventre se tendit. Tel étoit l'état des choses, lorsqu'on chercha les moyens d'y remédier. Mon avis fut de donner à cette enfant le lait d'une femme nouvellement délivrée. Le hazard en présenta une qui avoit accouché la veille d'un enfant à terme, mais mort. Sans autres moyens, la malade recouvra dans peu une santé parfaite.

S'il y avoit lieu de douter que, dans l'exemple rapporté dans l'observation cinquième, le lait trop consistant a été la principale cause de la jaunisse, on verroit très-clairement qu'il faut attribuer à cette seule cause l'ictère dont fut attaqué l'enfant qui fait le sujet de la sixième observation. Un lait d'une consistance disproportionnée, surchargea bientôt les premières voies, engoua tous les viscères, arrêta le cours de la bile, et donna lieu à son reflux et à son épanchement dans le tissu cellulaire : ce n'est d'abord qu'une simple stagnation des liquides dans le foie ; mais dans peu leur dépravation, effet du croupissement, suscite une irritation plus ou moins vive qui appelle l'inflammation, et successivement un abcès dont les convulsions et la mort sont l'effet ordinaire. La malade de l'observation précédente n'éprouva pas ce malheur par la précaution qu'on eut de remplacer le vieux lait par celui que la nature destine au nouveauné. Sans elle (la précaution) il eût été peut-être très-difficile d'arracher une victime au trépas, et d'épargner des regrets superflus à la mère qui, pour étouffer son lait contre le gré de la nature, avoit sacrifié son enfant en exposant sa propre vie.

SEPTIÈME OBSERVATION (*).

L'ENFANT d'un bon Paysan naquit avec tous les dehors d'une heureuse complexion, d'une mère bien conformée, bien constituée, et se trouvant

---

(*) Communiquée par M. S....., Chirurgien-Accoucheur à L.....

alors dans sa vingt-sixième année. Une vieille
belle-mère, aussi ignorante qu'entêtée, s'empara
aussitôt du nouveau-né; et sous la prétention
ridicule qu'elle avoit donné beaucoup d'huile d'a-
mandes douces aux onze enfans qu'elle avoit eus
(et dont elle n'avoit sauvé que deux), elle voulut absolument en gorger son petit-fils, pour le
débarrasser plus promptement de son méconium,
et lui donner le temps d'attendre que le premier
lait de sa mère, ce lait contre lequel déposoient
une couleur jaunâtre et une consistance aqueuse,
pût être trait et rejeté. Personne ne s'opposa aux
impérieuses volontés de cette belle-mère, qui se
chargea elle-même de l'emploi, donna toutes les
heures un peu d'huile d'amandes douces à sa victime, et ne songea à s'arrêter que lorsqu'une
conduite aussi folle eut produit une foule d'accidens. Les plus notables de ces accidens furent
des coliques cruelles, la constipation, l'ictère,
l'insomnie et des convulsions. M. S..... fut appelé; et dès qu'il fut instruit de l'indigne abus
qu'on avoit fait de l'huile, quand il sut que l'enfant n'avoit pris pour tout aliment, pendant plus
de 36 heures, que de l'huile, cet habile Accoucheur vit bien que les entrailles de ce foible individu avoient perdu leur ton, et qu'elles n'a-
voient pu se débarrasser du poids des matières
fécales. Le méconium et l'huile donnée avec ex-

cès ; ayant formé un corps d'une consistance très-poisseuse, il étoit difficile de l'expulser, sur-tout au moment où tous les symptômes manifestoient l'irritation la plus violente. M. S..... proposa les bains, et l'on ne voulut jamais y consentir ; il conseilla les lavemens, et il eut beaucoup de peine à les faire adopter. On fut moins scrupuleux pour les remèdes internes. M. S...... fit dissoudre quelques grains de sel de tartre dans quelques onces d'eau, et l'on y joignit le sirop de fleurs de pêcher à forte dose. Il fit donner à l'enfant le lait de sa mère, qu'on abreuvoit en même temps d'une décoction de chiendent, rendue anti-spasmodique au moyen de l'infusion de quelques plantes douées de cette qualité. Ces moyens agirent lentement, mais ils eurent du succès. Cependant la constitution de l'enfant se déprava considérablement ; sa dentition fut très-orageuse, et tout annonce qu'il est menacé d'une affection scrophuleuse ou rakitique. L'enfant est aujourd'hui à la fin de sa quatrième année.

Combien d'enfans qui échapperoient à la faulx meurtrière du trépas, ou conserveroient leur constitution originelle, qui succombent à bonne-heure, ou traînent des jours languissans, par les soins mal-entendus qu'on leur a donnés au sortir du sein de leurs mères. Dans cette septième observation, on trouve les fâcheux résultats de

l'abus des huileux chez les enfans de naissance ;
et cet abus n'est que trop commun. Il ne fau-
droit peut-être se jamais lasser de le redire. Le
meilleur remède pour un enfant qui voit le jour,
est ce lait jaunâtre et séreux que contiennent
les mamelles quelques heures après l'accouchement ; et par malheur, ce qui fait la vertu de
ce fluide, est ce qui en assure la proscription
chez le peuple, presque toujours la dupe du plus
absurde préjugé, ou de la plus bizarre coutume.
Eh ! le moyen que les maux qui découlent de
cette source finissent, lorsque les Sages-femmes
sont, sur cet objet, dans une ignorance punis-
sable, ou dans une indifférence plus condam-
nable encore. Il semble que leurs fonctions sa-
crées se bornent à recevoir l'enfant qui naît, et
non à prendre soin de sa frêle existence, à le
garantir de ces pratiques meurtrières, trop répan-
dues parmi le peuple, malgré les réclamations des
amis de l'humanité. Les Sages-femmes peuvent
faire plus de bien que les Médecins ou les Chirurgiens ; et ce n'est que par leurs instructions
qu'on peut parvenir à éclairer tant de mères qui
ont besoin de l'être.

L'usage de l'huile pour les nouveaux-nés est
plus digne de blâme que d'encouragement, parce
qu'il est peu de cas où ce moyen soit véritable-
ment avantageux. A sa naissance, l'enfant ré-

clame des soins bien entendus ; et lorsqu'il faut se borner à épier chez lui les mouvemens de la nature, par quelle fatalité cherche-t-on si souvent à la prévenir, ou à la contrarier ! L'huile fait, pour l'ordinaire, l'office d'une substance indissoluble qui pèse sur l'estomac, en énerve les fibres, en relâche le tissu, et nuit à la digestion, à l'expulsion du méconium contenu dans les intestins. D'ailleurs, l'huile peut-elle être le dissolvant d'une substance qui n'est que bilieuse et laiteuse ? Les Chimistes qui ont travaillé sur le méconium, savent bien que cela n'est point ; et les Praticiens ont vu de tout temps qu'il ne faut jamais débiliter, sans raison, des viscères qui demanderoient, au contraire, un surcroît d'énergie à l'instant où une évacuation devient aussi importante qu'indispensable.

HUITIÈME OBSERVATION (*).

UNE bonne Villageoise venoit d'être mère d'un premier fils, lorsque plusieurs sottes commères décidèrent qu'il falloit lui donner de temps en temps quelques cuillerées de vin, prétendant qu'il n'en seroit que plus robuste, qu'il en téteroit mieux, n'auroit point de coliques, le fléau de

(*) Communiquée par M. V..... Chirurgien à L.....

l'enfance, et qu'il évacueroit plutôt l'excrément dont il devoit se débarrasser. Le conseil l'exigeoit ; et sitôt on se procura de bon vin, on y ajouta du sucre, on le fit chauffer, et on en abreuva par intervalles le nouveau-né, pendant les premières 24 heures qui suivirent sa naissance. L'enfant se vida beaucoup pendant cette journée. Mais le lendemain il fut constipé ; ce qui obligea à doubler la dose de vin, sans que le moyen répondît à l'attente. L'enfant tétoit librement et avec plaisir ; mais la digestion paroissoit laborieuse, le ventre se météorisoit légérement, l'enfant rendoit beaucoup de vens, avec des cris aigus, et de temps en temps il vomissoit du lait tranché. Ces symptômes allèrent en augmentant ; on s'apperçut que la quantité d'urine diminuoit, et que la blancheur de l'œil, celle de la peau ternissoit et jaunissoit d'une manière sensible. L'enfant étoit à son cinquième jour. On fit encore peu de compte des accidens qu'il éprouvoit, parce que l'enfant tétoit au mieux. Cependant l'ictère fit des progrès remarquables, le sommeil diminuoit de plus en plus, la fièvre marquée sur-tout par la chaleur du corps, par la sécheresse de la bouche, par la paucité des urines, par l'insomnie, par la constipation, par un son plaintif, etc., se mit de la partie. Le malade maigrit à vue d'œil ; la couleur jaune de la peau prit une nuance verdâtre , et enfin la couleur de la suie , une diarrhée colliquative fit place à la constipation : l'enfant se fondit , et mourut à la fin de la troisième semaine.

Le vin est un excellent remède pour les enfans ; et l'on s'est convaincu qu'en l'administrant avec prudence , et coupé avec deux ou trois parties d'eau , il invigoroit les premières voies , et facilitoit la digestion. *Harris* a été jusqu'à dire que le vin est le meilleur des médicamens pour un estomac débile , languissant et surchargé de saburre , et que ceux qui sont émaciés doivent le préférer au lait d'ânesse. Mais ces éloges ne concernent point l'usage , à plus forte raison l'abus du vin pur , donné sur-tout pour aliment pour boisson et pour remède à un enfant de naissance. M. *Raulin* assure que le vin administré de cette manière , a souvent décidé la jaunisse chez les nouveaux-nés , et dans l'observation qu'on vient de lire , on ne peut guère se refuser à croire que la mort et tous les accidens qui la procurèrent , furent l'effet de l'abus le plus criant qu'on fit du vin. Cette liqueur opéra , sans doute , en raccornissant les membranes intestinales , en desséchant tous les excrétoires , après avoir occasionné , en portant trop loin l'énergie du pouvoir absorbant , le repompement de la partie la plus fluide de l'excrément contenu dans les premières voies.

NEUVIÈME OBSERVATION.

UN enfant de sept jours souffroit horriblement des tranchées depuis sa naissance; son ventre étoit dévoyé, et la couleur des selles liquides étoit très-verte. La nuit du septième jour fut très-mauvaise. L'enfant ne cessa de crier ; et le lendemain matin on fut très-émerveillé de le trouver avec une couleur jaune. Ce nouvel accident fit demander le Médecin. Les perquisitions que je fis, me mirent en même de juger que la cause de cet ictère étoit un étranglement spasmodique du canal excrétoire du foie, procuré par l'irritation qu'avoit occasionnée sur les membranes des intestins la matière âcre et dégénérée des selles. Pour y porter secours, j'employai des lavemens avec une décoction de mauve, dans laquelle on étendit cinq grains de camphre, dissous dans un peu de liqueur minérale anodine d'Hoffmann, et je prescrivis de trois en trois heures quelques grains de poudre de guttete : anti-spasmodique efficace, lorsqu'il y a des acides dans les premières voies. Le lendemain matin il n'y avoit pas beaucoup d'amélioration ; et ce fut alors que je proposai de plonger le petit malade dans un bain tiède. Ce conseil parut étrange, et il fut d'abord rejeté ; mais voyant que le soir les choses n'é-

toient pas en meilleur état, on se décida pour
le bain, dont la durée fut de six minutes. La nuit
suivante fut assez bonne ; l'enfant avoit beaucoup
uriné, et les déjections, qui pareillement avoient
été copieuses, étoient à peine verdâtres. On donna
un second bain le troisième jour du traitement,
avec un lavement camphré, et l'on donna trois
doses de poudre de guttete. Le quatrième jour
l'enfant parut absolument guéri, et l'on discon-
tinua les remèdes indiqués, hors la poudre de
guttete. En effet, la bile coula, le ventre resta
libre, et la peau se nettoya. Il est bon d'observer que, durant les souffrances de ce petit malade, la mère nourrice prit matin et soir une
dose de petit-lait, dans lequel on étendoit quelques gouttes d'une forte solution de sel de tartre
dans l'eau, et une cuillerée de sirop de fleurs
d'oranges, et que, dans la journée, elle buvoit
abondamment d'eau de veau, dans laquelle
avoient infusé des sommités fleuries de caille-
lait.

La mère de l'enfant qui fait le sujet de cette
neuvième observation, avoit un peu abusé des
liqueurs dans le cours de sa grossesse, sous pré-
texte de remédier à quelques angoisses précor-
diales, qui étoient une suite de son état, et qu'elle
auroit pu combattre avec un bon régime, et des
secours bien opposés. N'est-ce pas de cet abus

qu'on peut dériver la cause de l'ictère spasmodique
dont l'enfant fut attaqué, après avoir éprouvé
pendant plusieurs jours les maux cruels que sus-
citent des matières âcres et virulentes ? Au moins
le caractère du mal n'étoit pas équivoque. On
sait que les âcres de nature acide sont de tous
les âcres ceux qui irritent les plus puissamment
le conduit cholédoque ; et par la diarrhée verte
avec les tranchées qui l'accompagnoient , on ne
peut pas douter que , dans l'enfant qui donne
lieu à ces réflexions , il n'y eût toujours un
amas de matières acides dans les premières voies.

Le spasme des canaux biliaires peut-il produire l'ictère ? S'il faut en croire M. *Crop* (*), la
chose ne sauroit avoir lieu , parce que ces parties sont privées de fibres musculaires. Mais cette
assertion est très-probablement erronée , et appu-
yée sur une base foible ; car ne peut-on pas avancer qu'il existe peut-être beaucoup plus de fibres
musculaires , que l'Anatomie ne nous en fait découvrir ? On se voit du moins forcé de convenir que nous n'avons pas une connoissance exacte
sur les bornes que la nature a mises aux muscles,
et que des parties qui ne présentent point à l'œil
des faisceaux charnus , ni la couleur rouge , sont

(*) An essay on the jaundice , etc.

contractiles dans un grand nombre d'animaux ; que, d'ailleurs, dans les sujets foibles de notre espèce, on trouve des portions musculaires qui, comparées aux mêmes parties chez les hommes forts, n'ont qu'une apparence cellulaire ou membraneuse. Mais, en démontrant que les canaux biliaires sont absolument privés de fibres musculaires, le sentiment de M. *Crop* n'en seroit guère plus soutenable. Le spasme, qui n'est qu'une augmentation vicieuse absolue des forces toniques, est propre aux organes dont la structure n'est point musculaire, tandis que la contractilité est le seul appanage du muscle. En outre, *Olaus Borrichius* et *Fanton* ont observé un mouvement sensible et péristaltique dans les conduits biliaires de pigeons vivants (et il est à remarquer que ces conduits n'ont point de fibres musculaires) ; le même mouvement peut avoir lieu dans le canal cholédoque de l'homme, ainsi qu'il est prouvé démonstrativement par une observation de *Meekren*, sur une invagination qui se forma dans ce canal, à la suite d'une colique hépatique. Tout cela annonce, d'une manière très-complette, qu'il est des parties non-musculaires (si toutefois cela peut être déterminé) où le mouvement tonique peut s'accroître jusqu'à devenir un mouvement sensible et péristaltique.

DIXIÈME OBSERVATION.

CATHERINE BLASSE devint enceinte après une dyssenterie de quatre ans, compliquée de jaunisse et d'enflures aux jambes. A l'ictère et à l'édématie des extrémités inférieures près, cette femme, âgée de 32 ans, se porta assez bien pendant le cours de sa grossesse (c'étoit la quatrième); mais elle n'avoit pas conservé d'enfans. Sur la fin de la gestation, la peau, les yeux, les urines étoient devenues plus jaunes ; les selles étoient tantôt brunes, tantôt grisâtres, et rarement de couleur rousse. Les tégumens de la région lombaire, et de tout l'hypocondre droit, étoient très-infiltrés, quoique jusqu'au moment de sa délivrance, cette femme eût mené une vie fort active. Son accouchement fut heureux, et il en provint un garçon de moyenne corpulence, mais dont le ventre étoit encore plus volumineux qu'il ne l'est d'ordinaire aux enfans qui naissent. L'hypocondre droit étoit sur tout inégalement prominent et dur, la conjonctive et la peau étoient sensiblement jaunes. L'enfant n'avoit d'ailleurs rien d'édématié. M. M...... Chirurgien, fut d'abord appelé. Il jugea que l'ictère de cet enfant étoit un mal héréditaire, et crut qu'il étoit à propos de laisser passer les premiers jours

de la couche, avant de rien prescrire à la mère
et nourrice en même temps. Les évacuations
puerpérales allèrent bien, les enflures se dissi-
pèrent; et quoique la teinte jaunâtre de la peau
parût s'être éclaircie, il en resta cependant assez
pour constater la cachexie bilieuse. Au dixième
jour de la couche, M. M..... mit en usage,
pour la mère, des apozèmes apéritifs, espérant
que ces moyens suffiroient également pour le
nourrisson. La mère seule s'en trouva bien. L'enfant avoit évacué un peu tard son méconium ; et
suivant toute apparence, ce retard lui fut préju-
diciable, parce qu'à cette époque la couleur de
la peau devint verdâtre. Il tétoit peu de temps
chaque fois, il vomissoit par intervalles, et évacuoit par les déjections des matières blanchâtres
plus ou moins liquides. Les urines teignoient
assez bien les langes en jaune. Le petit malade
dépérissoit chaque jour ; et ce ne fut qu'à la fin
de la quatrième semaine, qu'on se détermina à
me consulter. Mais l'enfant mourut trois jours
après ma visite, et avant d'avoir fait usage des
moyens que j'avois indiqués.

Le cadavre fut ouvert en ma présence par
M. M....., et nous remarquâmes, en incisant les
tégumens du bas-ventre, que le tissu cellulaire
étoit teint en jaune. Le sac du péritoine étant ouvert, nous vîmes la même couleur sur tous les

viscères de la cavité abdominale , et l'état du foie mérita d'abord notre attention. Ce viscère dépassoit la ligne blanche , et s'étendoit dans l'hypocondre gauche ; le lobe gauche étoit très-gros, son parenchime étoit molasse , la membrane qui le recouvroit étoit jaunâtre et parsemée de taches livides , et le lobe droit étoit presque tout obstrué , dur : sa face interne et concave contenoit un petit abcès , et sa face extérieure et convexe étoit beaucoup plus dans l'état naturel. La vésicule du fiel se trouvoit à demi remplie d'une liqueur verdâtre , limpide , peu amère ; le conduit cholédoque étoit obstrué par une matière visqueuse , jaunâtre , et le foie avoit contracté quelques adhérences par son lobe gauche. L'estomac situé en partie sous le rebord du lobe droit du foie dans une direction presque perpendiculaire étoit rétréci , et son diamètre surpassoit à peine celui de l'intestin duodenum. Il y avoit dedans du lait mal digéré , ainsi que dans les intestins où se trouvoient encore quelques excrémens de couleur grise. La rate étoit au naturel. Le mésocolon étoit obstrué en bonne partie. Tout le reste étoit sain. La poitrine étoit en bon état , de même que le cerveau , où nous ne trouvâmes qu'une petite quantité d'eau dans les ventricules.

TELS

TELS sont les cas d'ictères que je me suis per-
mis de citer, pour servir de base au diagnostic
et au traitement de cette maladie chez les nouveaux-nés. Par tous les faits que j'ai pu recueillir
sur cette matière, et sur lesquels j'ai médité, je
crois pouvoir avancer que le méconium joue le
plus grand rôle dans l'étiologie de la jaunisse.
L'engouement du duodenum par des saburres
laiteuses, est encore une cause commune de ce
phénomène qui peut dépendre aussi du spasme
des canaux biliaires, ou d'un vice dont le foie
lui-même est le siége. Cette dernière cause est
la plus rare. A la vérité, lorsque la bile cesse
de passer dans le duodenum, elle engorge le foie,
et il peut en résulter une affection locale plus ou
moins grave ; mais cet accident est un mal secondaire, un effet très-fâcheux, et non la cause
véritable de la maladie.

Quelques variées que soient les observations
que j'ai produites relativement à l'étiologie de cette
maladie des nouveaux-nés, je n'ai pas pu faire
mention de toutes les causes, parce que je me
suis borné aux exemples qui se sont passés sous
mes yeux. En compulsant les Auteurs, on trouve
des cas où la jaunisse est procurée par des causes
différentes. *Anhorn* a vu l'ictère être produit dans
les enfans de naissance par l'immersion dans l'eau
froide. M. *Levret* avance que le sang qui se trouve

dans la veine ombilicale depuis le ventre de l'enfant jusqu'au lieu de la ligature , venant à séjour-
ner et à se corrompre , produit l'engorgement du
foie et secondairement la jaunisse. M. *Andrieu*
a publié quelques faits qui prouvent que la jaunisse des nouveaux-nés est produite dans quelques cas par la forte pression des mains de la Sage-
femme ou de l'Accoucheur sur la tête de l'enfant :
ce qui rentre dans la théorie des abcès au foie à
la suite des coups à la tête. Les Accoucheurs ont
observé que s'ils laissent quelque temps un enfant
qui vient de naître sans lui couvrir la tête, il
s'enrhume, les convulsions surviennent, et tout
à coup la jaunisse arrive. Quelques Auteurs met-
tent la bouillie, dont on ne craint pas de nourrir quelques nouveaux-nés, au rang des causes
ictériques ; et tous ceux qui sont familiarisés avec
les soins qu'exigent les enfans-trouvés, et les
maux dont ils sont la proie, savent très-bien que
l'inanition est chez eux la cause déterminante de
la jaunisse dont ils sont presque tous attaqués.

D'après la diversité des causes qui produisent
la jaunisse des nouveaux-nés, on sent que la for-
mation de cette maladie est bien différente dans
les différens cas. Tantôt cette affection est produite par le refoulement de la bile qui ne peut
passer du foie dans les intestins, tantôt l'ictère
est l'effet de l'absorption de la bile écoulée dans

le duodenum, et séjournant dans le tube intesti-
nal ; tantôt, enfin, la jaunisse est le résultat de
l'engorgement ou de l'inflammation du foie. Dans
le plus grand nombre d'ictères causés par le méconium, du moins chez les enfans-trouvés, il
est probable que cet excrément repompé donne à
la peau la teinte foncée qui distingue ces enfans,
et que les issues naturelles de la bile ne sont pas
fermées. Il est vrai cependant que la plénitude du
duodenum peut d'autant plus aisément fermer le
passage de la bile, que le canal cholédoque rampe
entre les tuniques de cet intestin avant de s'y ou-
vrir ; ce qui annonce encore que le spasme des
tuniques duodenales suffit pour arrêter le cours
de la bile, l'obliger à refluer et procurer ainsi la
jaunisse.

Pour ne pas se méprendre sur le genre de cause
qui a décidé la maladie, il est essentiel de bien
peser les circonstances antécédentes. Par exemple,
supposé qu'un enfant bien constitué vienne au
monde avec la jaunisse, ou soit affecté d'ictère
quelques heures après sa naissance : si les fonctions de cet individu se font d'ailleurs avec une
certaine régularité ; si la matière des urines ou
de la transpiration est plus ou moins colorée en
jaune, et si la teinte de la peau s'en va en pro-
portion de l'intensité de la couleur des urines ou
de la transpiration, pour lors, à n'en pas douter,

cet ictère est critique ; il indique que la matière
bilieuse surabonde dans le sang , et que la nature victorieuse l'expulse par les couloirs les plus
favorables à l'évacuation. Chaque autre cause de
maladie a de même des indices qui lui sont propres. Les déjections bilieuses prouvent que la
jaunisse ne dépend point de l'obstruction des conduits biliaires , mais d'un amas de bile dans les
premières voies. Pour constater que la saburre
cause l'ictère , on n'a qu'à s'informer si l'enfant
né sain a tété sans préalable le vieux lait d'une
nourrice robuste. On pressent que le spasme fer-
me les couloirs de la bile , lorsqu'un ictérique
plus ou moins heureusement organisé a souffert
cruellement de cardialgie , de colique ; ce qui
est reconnoissable aux cris de l'enfant , à la ten-
sion du ventre , aux déjections claires et vertes ,
à la paucité des urines , etc. : le vice du foie se
rend sensible par la couleur de la peau (1) , autant

(1) Les jaunisses qui proviennent de l'engorgement du
canal cholédoque par une bile épaisse , ou de l'embarras
du duodenum par des humeurs également bilieuses , vis-
queuses , qui empêchent le dégorgement de la vésicule ,
sont de couleur foncée , intense ; celles de l'obstruction
du corps, du foie , sont plus claires , plus pâles. Cette
observation , faite par M. *Raymond* , se trouve dans le
quatrième volume des Mémoires de la Société Royale de
Médecine de Paris , pag. 81. (*Note ajoutée.*)

que par l'empâtement ou la dureté du viscère
dont on s'assure par le tact, et qu'on peut soup-
çonner par la prominence de l'hypocondre droit,
la maigreur des extrémités, une certaine lividité
du visage, et par les notions qu'on a sur l'état
des viscères du père ou de la mère. Enfin, on ne
sauroit douter que le meconium retenu et ab-
sorbé soit la véritable cause de la jaunisse, lorsque n'ayant aucune raison de suspecter les circonstances antérieures, on sait que l'enfant a
beaucoup souffert, soit avant la naissance, comme il arrive à ceux dont les mères ont essuyé des
pertes considérables étant grosses, soit après,
ainsi que l'éprouvent la plupart des enfans-trouvés. Dans ce cas, l'enfant est foible, émacié,
la couleur de sa peau, qui est jaune dans les
autres espèces d'ictères, tire sur le vert, sur le
noir : ces malades n'évacuent qu'une petite quantité de méconium noir, et d'une épaisse consistance.

Mais quelle que soit la cause de la jaunisse,
les symptômes qui la caractérisent ne varient
jamais au point de répandre de l'obscurité sur
le diagnostic. La couleur jaune, de feuille-morte
ou verdâtre de la peau et de la conjonctive,
forme le signe pathognomonique de la maladie.
Les urines et la matière de la transpiration ont
la même couleur ; ce qu'on reconnoît par la

teinte qu'elles donnent aux langes. Les enfans
affectés de jaunisse tètent avec peu d'avidité,
et ne tirent à la fois qu'une petite quantité de
lait ; ce qui suppose peu d'appétit et une lan-
gueur dans l'action digestive. Les déjections sont
noirâtres, lorsque l'enfant n'a pas fait son méconium ; autrement elles sont blanchâtres ou grisâtres : mais, dans quelques cas, elles sont bilieuses et jaunes. Au commencement de la maladie, il y a ordinairement constipation, et lorsque l'ictère a duré quelques jours, le dévoie-
ment a lieu. La langue, sur-tout à sa base, est
couverte d'une crasse d'un blanc jaunâtre, et l'in-
térieur de la bouche, le voile du palais sont
encore garnis de petites plaques de même couleur,
qui ne sont ni les bases des aphtes, ni celles du
millet. La région hépatique est pour l'ordinaire
visiblement gonflée, et souvent renitente. Le
vomissement est un symptôme assez commun ;
et ce qu'il faut bien remarquer, les petits malades vomissent même après avoir tété très-sobre-
ment. Dans ces circonstances, ou le méconium
n'a pas été complétement évacué, ou il y a engorgement dans la partie supérieure du lobe droit
du foie. Les coliques tourmentent encore les enfans attaqués d'ictère ; ce qu'on reconnoît par
les cris que le petit malade jette en trépignant ou
s'efforçant de plier le corps en deux. Ces cris

ont communément cela de particulier ; que l'enfant est aussi prompt à les pousser, qu'il l'est de même à se taire, et de suite à sommeiller. En général, la peau des ictériques est rude, quelquefois chagrinée, sur-tout dans les enfans-trouvés ; et il est rare qu'elle soit sujette à s'excorier dans les plis qu'elle fait , du moins dans les principes du mal. Tels sont les phénomènes propres à toutes les espèces d'ictères symptômatiques ; celles qui sont critiques ne retiennent de toute cette foule de signes , que ceux qui sont essentiellement attachés à la jaunisse.

Il faut bien se garder de confondre, avec l'ictère dont il est ici question , une couleur de rouge obscur avec laquelle naissent certains enfans bien constitués d'ailleurs. Cet état de la peau est une espèce d'érysipèle très-benin ; ce dont on s'assure en comprimant légérement la peau qui blanchit dans le lieu de la pression. Cette maladie, quoique de peu de conséquence, se termine par une desquammation farineuse. Ici les urines et la conjonctive n'ont pas cette couleur dépravée qui est inséparable de la vraie jaunisse. On prétend que, dans certains Hôpitaux des femmes en couche , on rencontre une espèce très-dangereuse d'inflammation érysipélateuse qui donne à là peau une teinte pourprée et une dureté excessive. Ces symptômes ne peuvent point être confondus avec ceux de l'ictère.

On a remarqué quelquefois que la peau des enfans prenoit, immédiatement après la naissance, une couleur brune ou livide ; et dans d'autres circonstances, on a vu des enfans venir au monde (1) avec le corps recouvert d'une espèce d'enduit jaunâtre : ces deux cas n'ont rien de commun avec la jaunisse. Le premier est une échymose plus ou moins universelle qui vient du poids de l'air sur la surface du corps des nouveaux-nés ; le second dépend d'une crasse jaunâtre dont le tissu cellulaire cutané s'est imbibé pendant le séjour de l'enfant dans la matrice. Dans l'ictère, le blanc de l'œil jaunit ; mais cette partie ne change pas dans les circonstances plus ou moins analogues.

Le prognostic de la jaunisse est relatif aux causes qui l'ont produite, et à l'état dans lequel le nouveau-né se trouve à la naissance. En général, cette maladie est aisée à guérir, lorsqu'elle n'a pas fait des progrès trop considérables, lorsque la dégénération de la bile n'est pas portée trop loin, que l'enfant n'a pas atteint un degré de foiblesse dangereuse, et que les impressions de la mala-

---

(1) *Raulin* dit que si on fait prendre du safran à une femme en travail, elle accouche d'un enfant dont la peau est jaune : Traité des fleurs blanches, tom. 1, pag. 47. (*Note ajoutée.*)

die sur le foie n'ont été ni trop fortes ; ni ir-remédiables. Dans les cas contraires , l'ictère est une maladie redoutable , et le plus souvent mortelle ; si la bile ayant reflué dans le sang, y fait un trop long séjour , elle en désunit les molécules constitutives , et opère une dangereuse dissolution. Mais avant de produire un aussi funeste effet , la bile , comme matière âcre et stimulante , porte un principe d'irritation dans toutes les parties. Parvenue à la peau , elle y cause un prurit si incommode, que les enfans en perdent le sommeil , qui , à cet âge , leur est si nécessaire. D'une autre part , le défaut de cette humeur dans les intestins rend les digestions languissantes , et favorise l'amas des crudités dans les entrailles. Il n'est pas de maladie qu'on ne puisse faire dériver de cette double source ; celles qui proviennent le plus ordinairement de l'ictère des nouveaux-nés , sont les tranchées , le dépôt au foie , et , suivant *Bianchi* , l'hydrocéphale interne.

Dès que la jaunisse se déclare sur un enfant de naissance , et que l'intensité de la couleur de la peau diminue en raison de l'intensité de la couleur des urines , ou de la matière de la transpiration , cette maladie est dès-lors toute salutaire. Dans les autres espèces , celles qui sont occasionnées par un amas de bile , par le séjour du méconium, sont moins à craindre que les ictères produits par l'engouement du foie, par l'obstruction de ce viscère. On a observé que, dans toute espèce de jaunisse essentielle ou symptômatique, le foie reçoit une atteinte plus ou moins fâcheuse, principalement lorsque la maladie est longue ou grave. Ce qui le prouve, c'est qu'on a vu des enfans, échappés aux accidens du méconium, conserver, pendant plusieurs mois, une cachexie bilieuse, et mourir à la fin, ayant le foie très-volumineux, et la vésicule du fiel très-remplie.

Il me reste actuellement à exposer le traitement qui convient à l'ictère. Mais, avant de remplir cette tâche, je dois essayer de déterminer, d'après le vœu de la Faculté, quelles sont les circonstances où l'ictère des nouveaux-nés exige les secours de l'art, et celles où, dans cette maladie, il faut tout attendre de la nature.

On a vu que la jaunisse est quelquefois, chez les nouveaux-nés, une crise avantageuse, parce qu'elle dépouille la masse des humeurs de la matière bilieuse qui s'y étoit accumulée. Dans cette espèce, la nature est modérément active, et l'on courroit le plus grand risque de faire servir l'art pour la troubler dans son opération. Aussi voit-on, dans tous ces cas, quelle que soit la couleur jaune de la peau et des yeux, que les urines et l'humeur perspirable sont d'un jaune très-foncé,

tandis que le ventre est libre, que le méconium
ne séjourne point, et que la matière des selles
qui viennent ensuite, est réellement bilieuse. Il
en est à peu près de même de la plupart des jaunisses occasionnées par le méconium, lorsque
l'enfant naît en bon état, et qu'il doit être allaité
par sa mère. L'art n'ayant rien de préférable au
colostre, pourquoi voudroit-on y avoir recours,
lorsque les moyens qu'il offre ne sont pas comparables à ceux que donne la nature ? Mais ses
droits deviennent et sont incontestables pour
l'enfant, quelle que soit sa complexion, qui ne
doit pas sucer les mamelles maternelles, ou tirer
le lait séreux et laxatif d'une nourrice très-récem-
ment délivrée. Les enfans-trouvés sont presque
tous dans le malheureux besoin d'être traités avec
beaucoup d'attention ; et la guérison des enfans
dont l'ictère est l'effet d'un lait trop épais, de la
bouillie, des huileux, d'une obstruction au foie,
etc., ne doit jamais être confiée à la nature, qui
pourroit l'opérer sans doute dans quelques cas,
mais avec une lenteur, et peut-être avec des
efforts qui rendroient l'événement douteux et
l'expectation très-blâmable.

Il est rare que les enfans viennent au monde
attaqués d'un véritable ictère, et pour l'ordinaire
ce phénomène ne se déclare que le troisième ou
le quatrième jour de la naissance. Que peut-on

conclure de cela ? Si non que les soins mal-entendus qu'on donne aux nouveaux-nés ; que les préjugés d'après lesquels on les gouverne, sont les causes communes de la jaunisse, et que la meilleure méthode de la prévenir consiste à se laisser guider par la simple nature. Un enfant qui naît pour être échauffé par le souffle de sa mère, et pour être nourri de son lait, n'éprouve jamais un ictère, à moins que celui-ci ne soit critique, ou que le lait ne soit de très-mauvaise qualité. L'enfant qui, après sa naissance, tire le lait d'une femme étrangère, est mal-adroitement soigné, et pour qui on adopte des moyens qui contrarient plus ou moins les procédés de la nature, un tel enfant n'est pas seulement exposé à l'ictère, mais à tous les maux qui en sont une suite, et à toutes les maladies qui sont le fléau du premier âge.

S'il est un moyen sûr de remplacer jusqu'à un certain point le lait séreux et laxatif de la mère, et de prévenir la jaunisse, c'est de préférer, pour un enfant qui naît, le petit-lait grossièrement clarifié, et dans lequel on a fait infuser des fleurs de pêcher, de celles de roses pâles, ou dans lequel on a délayé du miel, ou fondu une très-petite quantité de manne. Une pareille composition imite beaucoup le colostre fait pour agacer doucement les tuniques intestinales, solliciter l'expulsion du méconium, et débarrasser tous les tuyaux secrétoires. Lorsque le méconium est évacué, ce qu'annoncent des selles faciles de couleur d'or, et d'une consistance presque liquide, il s'agit de confier cet enfant à sa nourrice. On sait les qualités qu'elle doit avoir ; mais fussent-elles encore plus favorables, il convient de la préparer à prendre un nourrisson. Je voudrois qu'elle se purgeât avec un minoratif, et que, pendant les premiers jours de son mercenaire allaitement, elle s'humectât avec une décoction de chiendent, dans laquelle on infuseroit une petite dose de fleurs de roses pâles, et des sommités fleuries de caille-lait à fleurs jaunes.

On a déjà vu, en suivant l'opinion de M. *Levret*, que la putréfaction des fluides qui séjournent dans le cordon ombilical, est une des causes de la jaunisse. A la vérité, les Accoucheurs n'ont pas acquis des connoissances précises sur ce point, et cette proposition est encore presque toute hypothétique. Cependant, comme des personnes éclairées ont accusé cette stagnation du sang ombilical d'être la cause de plusieurs maladies des nouveaux-nés, il convient qu'on s'attache à constater les effets du dégorgement du cordon. Voici la manière de s'en acquitter. Après la naissance de l'enfant, et avant de lier le cordon ombilical, on prendra légérement ce cordon entre les doigts ; on le fera descendre depuis le nombril jusqu'au dessus de l'endroit qu'on voudra lier ; on fera, en descendant, une pression légère et soutenue sur tout ce trajet du cordon ; on repoussera ainsi le fluide qu'il contiendra ; on répétera cette opération jusqu'à ce qu'il n'y reste plus de sang , et que le cordon ait pris une couleur blanche. On mettra alors la ligature sur la portion du cordon qui sera blanche ; on le coupera ; on couvrira tout de suite la partie coupée avec un linge ou de la charpie.

Lorsque l'ictère est déclaré , et qu'il est du nombre de ceux qui demandent les secours de l'art , il faut diriger son traitement, d'après les causes ou les circonstances qui compliquent la maladie. L'évacuation fait en général la base de la cure ; il s'agit seulement de la procurer par les moyens les plus propres à cet effet, pour remplir ensuite une indication importante , quoique secondaire : celle de délivrer le foie de la bile qui a quelque temps engoué ce viscère.

Les évacuans qui conviennent le plus aux nouveaux-nés attaqués de jaunisse , sont le sirop de chicorée à la rhubarbe , le sirop de fleurs de pêcher , celui de roses pâles , celui de pommes composé , ou le sirop de calabre avec le séné. L'état d'empâtement des premières voies, décide de la préférence qu'on doit donner à ces différens sirops purgatifs. On les délaye, à la dose de deux ou trois onces, avec quatre ou cinq onces d'eau distillée de quelque plante émolliente, ou mieux encore avec la même quantité d'eau commune, dans laquelle on dissout un scrupule de gomme arabique, et on les administre par cuillerées rapprochées en raison de l'effet qu'on veut produire, ou du danger dans lequel se trouve le nouveau-né. L'huile douce de ricin est encore un minoratif très-utile ; on la donne dans du bouillon de viande, ou sous forme de look. Si les symptômes sont de peu d'importance, le traitement préservatif que j'ai indiqué, peut remplir toutes les vues ; et lorsqu'on a besoin d'administrer un traitement plus actif, on ajoute la rhubarbe en poudre, l'ipécacuanha, le kermès minéral, à la mixture prescrite, ou bien encore à la manne dissoute dans quelques onces d'eau. J'ai vu quelques Chirurgiens adopter une dissolution de tartre stibié adoucie avec le miel ; et ce remède, que l'on continuoit jour et nuit, réussissoit à merveille. Quelques Accoucheurs proposent de fondre un scrupule de savon de Vénise, ou de savon ordinaire, dans quelques onces d'eau, d'y ajouter une once de sirop de chicorée composé avec la rhubarbe, et de distribuer cette mixture par cuillerées. Ce remède, en effet, brise les concrétions, nettoie les intestins, et évacue les saburres par les selles.

Quand le cours des selles est complétement rétabli, on songe à nettoyer le foie ; ce qui remplit la seconde indication. Les préparations de rhubarbe, les plus douces préparations de fer, notamment l'éthiops martial, le savon, qui réussit très-bien dans les enfans de naissance, les jaunes d'œuf, l'extrait de fiel de bœuf, et tant d'autres remèdes, peuvent être employés dans cette vue avec l'espoir du succès. Mais si l'on n'est pas déterminé, par les symptômes, à mettre en usage des secours aussi actifs, on se sert des décoctions de plantes classées par l'expérience et les Auteurs de matière médicale, dans l'ordre des médicamens hépatiques. La décoction d'une once de racine de patience sauvage fraîche, est souvent ce qui réussit le mieux. Quelquefois on ne parvient à abréger la guérison qu'en administrant de temps en temps un vomitif, dont on soutient les effets par l'usage d'un stomachique continué dans les jours d'intervalle. Le quinquina en extrait, et le bouillon de viande donné quelquefois à la place du lait, sont d'excellens toniques.

Tant que l'ictère n'est produit que par le méconium, ou une plénitude laiteuse du duodenum, les moyens curatifs ne doivent pas différer (1).

_____

(1) On ne perdra pas de vue qu'on parle toujours d'un enfant bien conformé ; car lorsque l'anus est imperforé ou

Il

Il est néanmoins à observer que lorsqu'on a des coagulations laiteuses à détruire, après avoir fait vomir le petit malade avec le sirop de glauber, avec l'ipécacuana trituré avec un peu de sucre, ou avec le tartre stibié dissous dans l'eau de fleur d'orange, si le vomissement a été jugé nécessaire, il faut se servir d'une solution de sel fixe de tartre dans l'eau, et l'administrer à des doses beaucoup plus fortes qu'on n'a coutume d'employer cet alkali. La méthode que je crois la plus utile est celle de M. *Buchhave*. Ce praticien recommande de dissoudre demi-once de sel de tartre dans demi-livre d'eau, et de donner, deux, trois ou quatre fois par jour, vingt gouttes ou une cuillerée à café de cette teinture.

L'ictère spasmodique ne peut admettre un pareil traitement; et l'on en sent trop bien la raison. Des couloirs contractés, des fibres resserrées, pourroient-ils se relâcher, se détendre avec des purgatifs et des fondans? Dans ces espèces, les bains tièdes sont les moyens les plus efficaces; on les seconde par les topiques émolliens placés sur le ventre, et par les lavemens faits avec la

---

resserré par le spasme, il faut, pour le premier cas supposé curable, recourir à l'opération chirurgicale; et dans le second, mettre en usage les moyens recommandés contre l'ictère spasmodique.

D

décoction des plantes adoucissantes et mucilagi-
neuses. Lorsque ces moyens opèrent trop lentement, on donne en lavement des antispasmo-
diques actifs, tels que l'huile de succein très-
rectifiée, le musc, le camphre, et l'asafétida,
lorsque les intestins sont farcis de matières vis-
queuses ; et l'on profite du moment de détente
pour administrer les laxatifs convenables, tels que
l'eau de rhubarbe miellée.

Je ne m'explique pas sur la cure de l'ictère
causé par un vice idiopatique du foie, parce que
ce traitement, qui est fort long, et le succès in-
certain, est exposé dans tous les livres qui
traitent de la médecine pratique. Si je me permets
d'ajouter ici une réflexion, c'est pour indiquer
l'utilité d'un cataplasme fait avec la pulpe de
Bryone, qu'on applique sur l'hypocondre droit ;
et pour rappeler une vérité clinique, qui est,
que dans les jaunisses invétérées, et lorsque la
bile est très-âcre, il faut se tenir en garde sur
l'usage des fondans trop actifs, afin de ne pas
hâter ou compléter la décomposition des fluides.

Quant à l'ictère produit par la compression
faite sur le cerveau, par le mécanisme de l'accouchement, ou par les manœuvres de l'accoucheur, comme cet ictère provient d'un état para-
lytique du foie, lequel s'oppose à la secrétion de
la bile, qui s'accumule en grande quantité dans

ce viscère ; pendant les derniers temps du séjour du fétus dans la matrice , il forme quasi toujours un phénomène très-redoutable , et qui se termine par un abcès au foie. On peut le prévenir par la saignée , par les frictions , et sur - tout par les fomentations résolutives et vulnéraires, faites sur le sommet de la tête.

Il ne faut pas croire que le traitement le plus approprié de l'ictère des nouveaux-nés puisse , dans tous les cas , être suivi avec confiance et sans danger. Les effets consécutifs de la maladie sont quelquefois si rapides ; et pour mieux dire , la cause qui produit la jaunisse excite , dans quelques sujets , plusieurs phénomènes à la fois si alarmans , qu'il est difficile de décider à quel reméde particulier il faut donner la préférence. Tantôt c'est un assoupissement demi - apoplectique qu'il faut combattre ; et dans ce cas les purgatifs les plus actifs doivent être mis en usage : tantôt c'est une foiblesse dangereuse à laquelle il faut remédier ; et pour lors on aura recours au bouillon à la viande , au vin , à l'eau de canelle orgée , au lilium de paracelse , dont les enfans peuvent prendre une plus grande quantité qu'on ne le croit communément : tantôt ce sont des coliques cruelles (dont on s'assure souvent en passant la main sur le ventre) qu'on calme avec le laudanum liquide, à la dose de deux ou trois gouttes, dans l'eau

d'anis , avec la poudre de corail anodine d'Helve-
tius , avec la poudre de guttette , la confection
d'hyacinthe , suivant les circonstances : tantôt ce
sont des convulsions effrayantes qu'il faut arrêter;
et l'on n'a pas encore trouvé des moyens plus as-
surés que l'usage des bains tièdes , et celui des
lavemens camphrés : tantôt , enfin , c'est une irritation si forte du foie , (laquelle doit avoir lieu
primitivement , lorsque la jaunisse est l'effet de la
putréfaction du sang contenu dans la veine ombilicale) que l'inflammation ne tarde pas à s'établir ; et pour lors il ne faut pas différer la saignée
proposée par Levret , ni négliger de donner souvent le suc des plantes nitreuses , telles que la
bourache , la buglosse , et principalement la pa-
riétaire ; les cataplasmes émolliens , sur le région
hépatique , ne sont pas encore à mépriser , et
l'on peut tirer quelques fruits des linimens faits
avec une partie d'esprit volatil , et trois ou quatre parties d'huile d'amandes douces.

Pour résumer les principales notions que j'ai
tâché d'établir sur l'ictère des nouveaux-nés , il
paroît que cette maladie peut être causée par le
méconium , par les saburres accumulées dans le
duodenum , par le spasme des conduits excréteurs
de la bile , par la surabondance de la matière bilieuse , par l'irritation qui provient du sang putré-
fié et stagnant dans le vaisseau ombilical , enfin

par l'obstruction du corps du foie. Toutes ces causes ont une manière différente de produire le même effet, et cet effet exige d'être combattu par une méthode diversement modifiée. Si je ne me trompe, j'ai donné dans les détails relatifs au sujet que j'ai entrepris d'éclaircir, une suite d'observations qui présentent le mal sous toute sorte d'aspects, et le résultat des faits qui peuvent servir de guide dans les diverses circonstances.

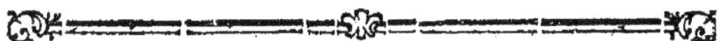

EXTRAIT

Des Registres de la Société Royale de Médecine.

NOUS avons été nommés par la Société Royale de Médecine, pour lui rendre compte d'un Mémoire *sur l'ictère des nouveaux-nés*, par M. BAUMES, Docteur en Médecine de la Faculté de Montpellier, l'un de ses Associés Régnicoles, ouvrage qui a été couronné par la Faculté de Médecine de Paris, en décembre 1785.

Une des causes qui nuisent le plus au progrès de l'art de guérir, est la manière dont quelques Médecins rédigent et présentent leurs ouvrages. Ils enfantent d'abord, dans le loisir du cabinet, une théorie brillante, capable de séduire les esprits toujours avides de la nouveauté ; ils cherchent ensuite à l'étayer par des faits, présentés avec art, et sous un jour tellement favorable, qu'ils paroissent confirmer les principes qu'ils ont établis ; mais comme l'imagination aime à se faire illusion, et à donner de la réalité aux fictions qu'elle a formées, il arrive, pour l'ordinaire, que ces observations ne présentent pas toujours des conséquences bien déduites de leur prémisses. M. *Baumes* a suivi une marche toute contraire, pour parvenir au but proposé, qui est de décrire l'ictère des nouveaux-nés, et de distinguer les circonstances où cet ictère exige les secours de l'art, de celles où il faut tout attendre de la nature. Il commence son Mémoire par rapporter plusieurs observations d'ictères survenus à de nouveaux-nés, dans différentes circonstances, à l'instant de leur naissance, ou bien quelque temps après, soit que l'accouchement eût été heureux, soit qu'il eût été difficile, soit que ces enfans eussent tété le lait de leurs mères, soit qu'ils eussent été livrés à des nourrices mercénaires. D'après les faits dont l'Auteur a été témoin, et ceux qu'il a pu recueillir dans les différens ouvrages de pratique, et qui servent de base au diagnostic et au traitement, il croit pouvoir avancer que le méconium joue le plus grand rôle dans l'œtiologie de la jaunisse des enfans, et en est une des principales causes. Les

autres sont la saburre accumulée dans le duodenum, le spasme des conduits excréteurs de la bile,
l'irritation qui provient du sang stagnant et putré-
fié dans le cordon ombilical, suivant Levret, et
enfin l'obstruction du foie. C'est dans l'ouvrage
même qu'il faut suivre M. *Baumes*, exposant ces
différentes causes, d'après sa propre expérience,
et celle des Auteurs qui ont écrit sur cette matière,
développant les symptômes qu'elles produisent,
pour en former un diagnostic certain, faisant
voir que la couleur jaune et verdâtre de la peau
et de la conjonctive, forme le signe pathognomonique de la maladie, et donne lieu de conclure
que l'ictère est critique, lorsqu'elle foiblit à me-
sure que les urines et la matière de la transpiration
prennent une teinte plus foncée. C'est dans cette
circonstance que la nature, par un travail avantageux, dépouille la masse des humeurs de la
matière bilieuse qui y étoit accumulée ; c'est alors
qu'il faut que le Médecin sache prudemment être
spectateur oisif, et ne la trouble pas par un traitement inconsidéré. Pourquoi, ajoute l'Auteur,
avoir recours à l'art, lorsque les moyens qu'il
offre ne sont pas comparables à ceux que donne
la nature ? Mais ses droits deviennent incontestables, lorsque l'enfant ne doit pas téter le lait
maternel, ou tirer le lait séreux et laxatif d'une
nourrice nouvellement accouchée. La guérison

des enfans dont l'ictère est l'effet d'un lait trop épais, de la bouillie, des huileux, d'une obstruction au foie, ne doit donc jamais être confié à la nature. Aussi M. *Baumes* termine-t-il son Mémoire par tracer le traitement qu'il convient de faire dans ces différentes circonstances ; il est sage, méthodique, simple, comme le sont les maladies de cet âge. Il consiste à procurer des évacuations par les moyens les plus propres à cet effet, pour remplir ensuite une indication importante, celle de délivrer le foie de la bile, qui a pendant quelque temps engorgé ce viscère.

D'après l'analyse que nous venons de présenter de l'ouvrage de M. *Baumes*, nous pensons que la Société Royale de Médecine ne peut qu'applaudir au jugement qu'en a porté la Faculté de Médecine qui lui a décerné le prix, et se faire honneur de joindre son suffrage à celui de cette savante Compagnie, en permettant qu'il soit imprimé sous son privilége.

Au Louvre ce 4 mars 1788. *Signés* DE HORNE et COQUEREAU.

La Société Royale de Médecine, ayant entendu dans sa Séance tenue au Louvre le 7 mars, la lecture du rapport ci-dessus, a pensé que le Mémoire dont il y est question étoit digne de son approbation, et d'être imprimé sous son Privilége.

En foi de quoi j'ai signé le présent. A Paris ce 6 mars 1788. *Signé* VICQ-D'AZYR, Secr. Perp.

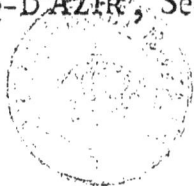

www.ingramcontent.com/pod-product-compliance
Lightning Source LLC
Chambersburg PA
CBHW050545210326
41520CB00012B/2722